JN132120

お元気ですか？

くらしと健康ブックレット4

今日からはじめる メタボ＆ロコモ 予防ノート

増子 佳世・水上 由紀・坂手 誠治　著

大学教育出版

くらしと健康ブックレット４

今日からはじめる
メタボ＆ロコモ予防ノート

目　次

［運動編］

［課外実習］

本書は、これまで私たちが地域で実施してきた「メタボ＆ロコモ予防講座」で使用した資料をまとめたものです。ご家庭で、お一人ででもメタボとロコモの予防方法について学習することができるよう、４つの単元にわけて簡潔にまとめています。しました。最初から読み通すのもよし、興味のあるところから読み進めるのもよし。しかし、大切なのは実行に移すことです。ご自身でできることから始めてください。このテキストが、読んでくださった方々の健康の保持・増進に役立てば幸いです。

著者一同

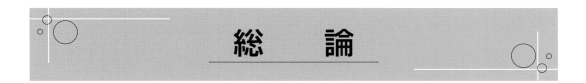

総　論

「メタボ」と「ロコモ」が要介護の原因に!?

加齢とともに「元気」から「介護が必要」へ

　日本人の平均寿命（0歳の時の平均余命）は年々伸び、いまや日本は世界有数の長寿国と言えます。しかし、自分では思うように動けなかったり、寝たきりになったりして、介護を受けて暮らしている方も多くいらっしゃいます。

　介護を受けず、自分で自由に過ごせる期

> ・健康寿命とは、健康上の問題なしで日常生活を送れる期間のこと。
> ・すなわち、平均寿命と健康寿命の差とは、日常生活に制限のある「不健康な期間」が10年くらいあるということ。
>
> 要介護状態

平均寿命と健康寿命との差とは？

間のことを健康寿命といいます。健康寿命が尽きた後は介護を受けて暮らしていくことになり、その期間（平均寿命と健康寿命との差）は、男性で平均約9年、女性では12年以上と報告されています。

「メタボ」と「ロコモ」が要介護の2大原因

　下の図は、65歳以上の人が、介護を要するようになった理由の調査結果をまとめたものです。まず、「脳血管疾患（脳卒中）」や「心疾患（心臓病）」それに「認知症」といった動脈硬化が関わる病気が多くみられます。これらは、メタボリックシンドローム（メタボ）が関わる病気と言うことができます。次いで、自分で思うように動けなくなる状況、つまり「関節疾患」や「骨折・転倒」が挙げられています。これらは、後で述べる「ロコモティブシンドローム（ロコモ）」と関連する病気です。

　ということは、「メタボ」と「ロコモ」を予防できれば、「要介護」の状態になる多くの要因を減らすことが期待できそうです。

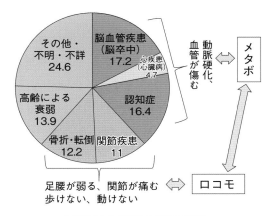

65歳以上の要介護の原因
（厚生労働省平成29年国民生活基礎調査を元に構成）

メタボリックシンドローム

　まず、動脈硬化が関わる心疾患（狭心症・心筋梗塞）や脳血管疾患（脳卒中）の原因となる、「メタボ」すなわち「メタボリックシンドローム」について考えてみましょう。

メタボリックシンドロームとは

　「メタボリックシンドローム」は、**高血圧、糖代謝異常、脂質代謝異常**という３つの組み合わせで診断される「症候群」であり、その原因に生活習慣が大きく関わっています。

　現在のところ、メタボリックシンドロームは、2005年に発表された下記の基準にもとづいて診断されます（今後、この基準は改訂される可能性もあります）。

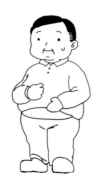

ウエスト周囲径 （おなかまわり）	男性　≧ 85cm 女性　≧ 90cm	左記は、内臓脂肪 100cm² に相当
上記に加え、以下の３項目のうち２項目以上があてはまればメタボリックシンドロームに該当します。 （それぞれ、治療中の場合は "あてはまる" とします）		
血糖値	空腹時血糖値　≧ 110mg/dL	
血　圧	収縮期（最大）血圧　≧ 130mmHg かつ／または 拡張期（最小）血圧　≧ 85mmHg	
血清脂質	中性脂肪　≧ 150mg/dL かつ／または HDLコレステロール　< 40mg/dL	

メタボリックシンドロームは何が悪いのか

　肥満、高血圧、高血糖、脂質異常症などは、それぞれ一つだけがあっても動脈硬化や心臓疾患などのリスクになるのですが、これらが２つ、３つと重なってくると、心筋梗塞や脳卒中などの危険が何倍にもなり、生命をおびやかすことになります。このような、「危険が何倍にもなった」状態がメタボリックシンドローム（メタボ）です。そして、メタボを引き起こす大きな原因が、運動不足や過食などによっておなかの内臓のまわりにためこまれる「内臓脂肪」なのです。

BMIと肥満

健診のたびに、気になる体重……。

肥満とは、どの程度の体重を指すのでしょうか。

その判断に、体格指数（ボディマスインデックス、BMI）という数値が参考になります。

体格指数 Body Mass Index（BMI）による肥満の分類

BMIは、身長と体重から簡単に計算できます。

$$BMI（kg/m^2）= \frac{体重（キログラム）}{身長（メートル）×身長（メートル）}$$

日本肥満学会（2011年）では、BMIに基づき、肥満を下記のように分類しています。BMIが25以上で健康に問題が生じている場合には「肥満症」、BMIが35以上では「高度肥満」となり、医師への相談が勧められます。

目標とするBMI（kg/m²）	判　定
18.5未満	低体重
18.5〜25未満	普通体重
25〜30未満	肥満（1度）
30〜35未満	肥満（2度）
35〜40未満	肥満（3度）
40以上	肥満（4度）

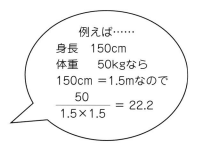

例えば……
身長　150cm
体重　　50kgなら
150cm ＝1.5mなので
$$\frac{50}{1.5×1.5} = 22.2$$

「洋梨型肥満」と「リンゴ型肥満」

BMIは単に「体格」を示しているだけで、脂肪のつきかたまでは見分けてくれません。生活習慣病の原因となるのは、体のクッションとなる皮下脂肪ではなく、内臓（特に肝臓）のまわりに沈着する「内臓脂肪」であり、内臓脂肪が多くつくタイプの肥満が問題です。これを見分けるために、体型が参考になることがあります。

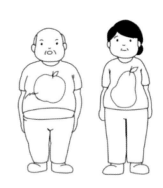

メタボの危険があるのは、おなかが出っ張る「リンゴ型」の肥満で、内臓脂肪が多くついているタイプです。これに対して、腰回りがふっくらする「洋梨型」は、加齢や運動不足によって皮下脂肪が多くなっているものと考えられます。

内臓脂肪とインスリン抵抗性

　健診のとき、最初に「ウエスト周囲径」（腹囲）を測定しますね。これは、腹囲がどのくらいかの数値から、おなかに内臓脂肪がどのくらいついているかを推定するためです。

　実は、この「内臓脂肪」を中心として、メタボの3要素である血圧・糖代謝・脂質代謝は、強く関連しています。それは、過食や運動不足によっておなか（肝臓）のまわりに蓄積した過剰の「内臓脂肪」が、インスリンというホルモンの作用を弱め、糖代謝や脂質代謝を悪化させて、全身の動脈硬化を進行させるからなのです。

糖をエネルギーとして使うのに重要なホルモン、インスリン

　インスリン（insulin）は、膵臓のランゲルハンス島という組織から分泌されるホルモンで、私たちの身体にあるホルモンの中で唯一、**血糖値を下げる作用**を持っています。

　私たちが食べたものが消化されて生じた糖は、肝臓や筋肉に取り込まれ、生体が利用できる分子の形にまで代謝され、生命活動の「燃料」として使われます。この過程で、インスリンは、血液中の糖（グルコース）を肝臓や筋肉に取り込ませ（これによって血液の中から血糖を減らし）、さらにその糖をエネルギーに変換する役割を持っています。

　このようにインスリンは、身体がエネルギーを十分に得て利用するために、とても重要なホルモンです。

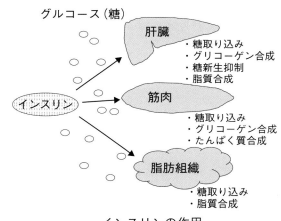

インスリンの作用

インスリン抵抗性

　過食や運動不足で内臓脂肪が増えると、インスリンが膵臓から分泌されても、肝臓や筋肉などの組織が反応しにくくなります。このため血糖が高い状態が続き、エネルギー利用効率が悪くなって、全身の動脈硬化が進みやすくなります。すると膵臓は、足りない作用を補おうとしてますますインスリンを分泌するため、メタボの人では血液中のインスリンが、健康な人に比べてむしろ多い傾向になります。このように、**インスリンの全身への作用が効きにくくなっている状態**を「インスリン抵抗性」と呼び、これこそがメタボやロコモ、そして動脈硬化や心血管疾患などと大きく関係しているのです。

血糖値と糖尿病

次に、血糖と糖尿病について見ていきましょう。

正常な血糖値と糖尿病・耐糖能異常

体内にはさまざまな糖がありますが、主に「グルコース」（ブドウ糖）という糖が、我々の生命活動の重要なエネルギー源として使われています。

グルコースの血液中の濃度は、さまざまなしくみで繊細にコントロールされ、常に一定のレベルに保たれていますが、このしくみがうまく働かないと、高血糖や低血糖になることがあります。

なんらかの原因で高血糖が持続する疾患を糖尿病と呼び、

　１）主に免疫異常によってインスリン分泌が低下するもの

　２）生活習慣や遺伝が影響するもの

に分けられます。ふつう、健診などで見つかるのは２）のタイプで、食生活の問題や肥満などに伴って起こってくるインスリン抵抗性による糖代謝異常です。

糖尿病の前段階＝耐糖能異常

糖尿病は、いくつかの種類もしくは複数回の検査を用いて、総合的に診断されます。一度だけ血糖値が高かったからと言って、すぐに糖尿病と診断されるわけではありません。ただし、先に述べたように、内臓脂肪が多くなってしまっている方などでは、血糖を下げるインスリンというホルモンの効きが悪くなり、「まだ糖尿病ではないが、血糖のコントロールが悪くなっている状態」、すなわち「耐糖能異常」と言われる段階になることがあります。健診で「血糖値が高め」と言われる場合、多くはこの"糖尿病の前段階"の状態ですので、注意が必要です。

血糖検査と糖尿病

・空腹時血糖

日本糖尿病学会の基準では、早朝空腹時（朝食抜き）の採血で血糖値が110mg/dL未満であれば「正常型」、126mg/dL以上の場合は「糖尿病型」と診断されます。空腹時血糖値が100～109mg/dLの場合には「正常高値」であり、のちに糖尿病に進むリスクが高く、生活習慣に注意しながら定期的な検査で経過を見ることが望まれます。

		正　常	境界型	糖尿病型
血糖値	早朝空腹時	110mg/dL未満 100〜109は正常高値	110〜125	126mg/dL以上
	糖負荷試験（OGTT） ２時間値	140mg/dL未満	140〜200	200mg/dL以上
	随時	−		200mg/dL以上
HbA1c		5.6％以下	5.6〜5.9高リスク 6.0〜6.4 糖尿病の疑い	6.5％以上

血糖値がいくつ以上だと糖尿病？
（日本糖尿病学会（2012）による）

・75g経口糖負荷試験（OGTT）

　早朝空腹時に採血した後、75グラムのブドウ糖を含む糖液を飲み、２時間後までの間に数回採血をして、血糖値の推移をみる検査です。２時間後の血糖値が200mg/dLを超えていれば「糖尿病型」となります。１時間後の血糖値が基準より高い場合にも、糖尿病へ進む可能性が高いと判断され、要注意です。

　なお、他の検査によって高血糖が疑われている、あるいはすでに判明しているような場合には、この検査は行われません。

・随時血糖

　食事に関係なく、病院で随時採血したときの血糖値を随時血糖と呼び、これが200mg/dLを超えていれば「糖尿病型」となります。

・HbA1c（ヘモグロビンエーワンシー）（糖化ヘモグロビン）

　HbA1cは、赤血球のヘモグロビンに血液中の糖が結合したもので、検査当日の血糖の状態だけではなく、ここ１〜２か月の血糖値の平均を反映します。HbA1cの値が6.5％を超えるようであれば、持続的に高血糖であるということになりますので、これも「糖尿病型」となります（ただし、貧血などの場合には数値が正確に出ないことがあります）。

　これらの数値（空腹時血糖値、空腹時血糖値、随時血糖値、75gOGTT、HbA1c）、および症状（口が渇いたり体重が減少したり、多飲、多尿、また眼科の検査で網膜に糖尿病性網膜症の所見がみられるかどうか）などを組み合わせて、糖尿病の診断がなされます。

脂質異常症

血清脂質とコレステロール

　コレステロールは体内の細胞膜の成分となったり、さまざまなホルモンや、食物の消化に必要な胆汁酸を作ったりするのに必要な脂質です。肝臓には、食事から摂るコレステロールと、自分の体内で作られたコレステロールがあります。

　コレステロールは、LDL（低比重リポタンパク質）やHDL（高比重リポタンパク質）などのリポタンパク質と結合して血液中を運搬されます。このうち、LDLコレステロール（LDL-C）は肝臓で作られたコレステロールを全身に運ぶため、LDL-Cが高い場合は動脈硬化が進むリスクが高くなり、"悪玉"と呼ばれます。一方、HDLコレステロール（HDL-C）は、全身から肝臓にコレステロールを戻す働きがあるため、動脈硬化の進展を防ぐ"善玉コレステロール"と言われます。全体（総コレステロール）からHDL-Cを除いたnon-HDLコレステロール（non-HDL-C）も、数値が高ければ動脈硬化のリスクが高いことを示します。

　中性脂肪（トリグリセリド）（TG）は、食品に含まれる脂質の主な成分です。また、食事から摂取した糖質からも合成され、肝臓などに貯蔵されます。中性脂肪はエネルギー源として用いられるほか、体脂肪として、体のクッションとしての働きもしています。

脂質異常症と高脂血症

　脂質代謝検査の結果に異常があれば、「脂質異常症」と診断されます。
動脈硬化を悪化させる要因として問題となるのは、高LDLコレステロール血症・高中性脂肪血症などの「高脂血症」と、善玉と言われるHDLコレステロールが低い「低HDLコレステロール血症」です。

脂質異常症は、「原発性脂質異常症」と、「続発性（二次性）脂質異常症」に分けられます（図参照）。続発性脂質異常症では、原因となっている病気を治療したり、薬剤を減らしたりするなどの対応が行われ

脂質異常症

《原発性脂質異常症》
・遺伝的な要因によるもの
・家族性高コレステロール血症
・家族性複合型高脂血症　など

・治療しなければ、幼い（若い）頃から動脈硬化が進み心筋梗塞などを起こすことがある
・早期診断・早期治療がきわめて大切

《続発性脂質異常症》
・他の疾患や要因が原因となって起こるもの
・生活習慣、脂質の過剰摂取
・糖尿病
・甲状腺機能低下症
・ネフローゼ症候群
・肝疾患、腎疾患
・肥満
・薬剤（ステロイド、利尿薬など）
・飲酒　　　　　　　　　　など

ますが、いずれの場合でも、脂質異常に対しては、それぞれの患者さんに合わせて、食事療法や薬物療法を検討することが大切です。

空腹時採血における脂質代謝検査の基準値のめやすと診断基準

	役割・意義	基準範囲 （mg/dL）	要注意 （mg/dL）	異常 （mg/dL）
総コレステロール	LDLコレステロールやHDLコレステロールを含む数値	220未満 （参考値）		
LDLコレステロール	肝臓から全身に運ばれる。多すぎると血管壁に蓄積して酸化され、動脈硬化を進める。動脈硬化への影響が最も大きいコレステロールと言える	60〜140	120〜139 境界域 高LDL-C血症	140以上 高LDL-C血症
HDLコレステロール	全身から肝臓に向かってコレステロールを戻す働きをする。肥満や喫煙、運動不足などがあると低くなるとされる	40〜65		40未満 低HDL-C血症
non-HDLコレステロール	HDL（善玉）以外のコレステロール全体を指す（総コレステロールからHDL-コレステロールを引いた値）。数値が高ければ、LDLと同様、動脈硬化のリスクが高い	90〜149	150〜169 境界域高non-HDL-C血症	170以上 高non-HDL-C血症
中性脂肪 （トリグリセライド）	食品中の主な脂質。摂取した糖からも変換されて体脂肪として蓄積。重要なエネルギー源だが、過剰だと脂肪肝や動脈硬化を進める要因になる。非常に高値の場合、膵炎を起こすこともある	50〜149		150以上 高中性脂肪血症

※中性脂肪の検査値は食事の影響を受けますが、コレステロールは食後の採血でも影響は少ないとされます。
※LDLコレステロールが低すぎる場合や、HDLコレステロールが高すぎる場合も脂質代謝の異常が疑われ、精密検査が必要となることがあります。

ポイント　上記の値は、脂質異常症の「診断」のための数字です。治療の「目標」は、その人その人の状況によって変わってきます。コレステロールや中性脂肪が高い/低いと言われたら、ぜひ医師と相談してください。

高血圧

血圧とは

　私たちの血管に流れている血液は、心臓の「左心室」というポンプから、動脈を通って全身に送り出されます。このときに動脈にかかる圧力が血圧です。心臓（左心室）に最大の圧力がかかって、心臓から全身血管に向けて血液が流出されるときの最大圧力を収縮期血圧（"上の血圧"）といい、一方、血液が心臓から送り出された後、再度心室に血液が充填される時期の最小血圧を拡張期血圧（"下の血圧"）といいます。収縮期血圧と拡張期血圧の差を、「脈圧」と呼びます。

高血圧

　高血圧症とは、血管に正常よりも高い圧力がかかる状態が長く続く疾患です。一部では、内分泌の病気など原因が明らかな高血圧もありますが（これを二次性高血圧といいます）、ほとんどの患者さんでは、なんらかの遺伝子の影響や、塩分の取りすぎ、動脈硬化、肥満、ストレスなど、さまざまな要因が複雑に組み合わさって発症します。こちらを本態性高血圧と呼び、メタボと関連するのは主に本態性高血圧です。

　高血圧は、**心臓疾患や脳卒中を起こす原因となるもっとも危険な因子の一つ**で、自覚症状がないままに全身にさまざまな悪影響を及ぼします。このため、早くから高血圧に気づき、生活習慣に注意して、必要に応じて定期的検査や適切な治療を受けることが重要です。

家庭血圧を測ってみましょう

　血圧は変動しますので、ふだんの血圧を測定しておくことが、高血圧の予防や治療に大いに役立ちます。最近は、血圧を記録してグラフにしてくれるスマホアプリなどもあり、便利です。

・できれば上腕で測るタイプの血圧計がおすすめです。

・静かに座って測りましょう（すわって１〜２分安静にしてから測定します）。

・測定前にはタバコ、お酒、カフェインは避けましょう。

・①起床後１時間以内（排尿後・服薬前・朝食前）と、
　②寝る直前（就床前）に測ります。

・一度に２回測って測った値をすべて記録し、平均をとります。

・一喜一憂せず、まずは１週間続けましょう。

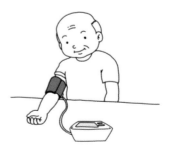

	診察室血圧（mmHg）			家庭血圧（mmHg）		
	収縮期血圧		拡張期血圧	収縮期血圧		拡張期血圧
正常血圧	<120	かつ	<80	<115	かつ	<75
正常高値血圧	120〜129	かつ	<80	115〜124	かつ	<75
高値血圧	130〜139	かつまたは	80〜89	125〜134	かつまたは	75〜84
Ⅰ度高血圧	140〜159	かつまたは	90〜99	135〜144	かつまたは	85〜89
Ⅱ度高血圧	160〜179	かつまたは	100〜109	145〜159	かつまたは	90〜99
Ⅲ度高血圧	≧180	かつまたは	≧110	≧160	かつまたは	≧100
（孤立型）収縮期高血圧	≧140	かつ	<90	≧135	かつ	<85

血圧がいくつ以上だと高血圧？
（日本高血圧学会（JSH）高血圧治療ガイドライン2019より）

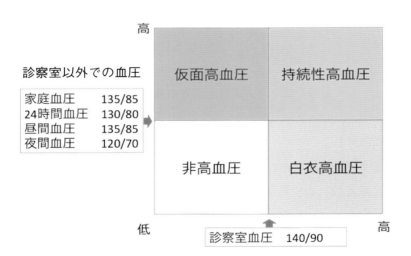

診察室以外での血圧

家庭血圧	135/85
24時間血圧	130/80
昼間血圧	135/85
夜間血圧	120/70

診察室血圧　140/90

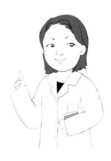

コラム　健診結果を活用しましょう

　健診で血圧や血糖の値が「ちょい悪」でも、「まあ大丈夫だろう」とそのままにしていませんか？

　健診結果は、いわば病気の予告状。そのままだと後々どうなるか考えて、「このくらい」と思わずに医師などに気軽に相談を。病気にならないために、健診結果を有効活用しましょう。

ロコモティブシンドローム

　さて、ここまで、要介護の原因の重要なひとつである「メタボ」の各要素について見てきました。次に、もう一つ、介護を要する原因となる大事な病態、「ロコモ（ロコモティブシンドローム）」について見ていきましょう。

ロコモティブシンドロームとは

　「ロコモティブシンドローム（locomotive syndrome）」(略称：ロコモ)は、2007年に日本整形外科学会によって提唱された、比較的新しい考え方です。日本語では「**運動器症候群**」とも呼ばれます。

　「**運動器**」とは身体を支えたり動かしたりするのに重要な臓器や器官のことで、骨、関節、筋肉、軟骨、靭帯、腱、神経などを含みます。これらのいずれか、あるいはいくつかが加齢や病気、ケガなどで弱くなったり傷害を受けたりすると、自分が思うように動けなくなり、しまいには寝たきりになって、介護を受ける必要が出てきてしまいます。こういう状態が「ロコモ」です。

ロコモティブシンドローム
(locomotive syndrome)
＝「運動器症候群」とは

○運動器（筋肉、骨、関節、軟骨、椎間板、神経など）の傷害によって、移動機能の低下をきたした状態

自分が「ロコモ」に当てはまるかチェックしましょう

　簡単にロコモをチェックする方法の一つが、「ロコチェック」です。

　下に挙げた７項目について、ご自分にあてはまるかどうか考えてみて下さい。

ロコチェック（日本整形外科学会ホームページによる）

1　片脚立ちで靴下がはけない
2　家の中でつまずいたりすべったりする
3　階段を上るのに手すりが必要である
4　家のやや重い仕事が困難である（掃除機の使用、布団の上げ下ろしなど）
5　２kg程度の買い物をして持ち帰るのが困難（１リットルの牛乳パック２個程度）
6　15分くらい続けて歩くことができない
7　横断歩道を青信号で渡りきれない

　一つでもあてはまるものがあれば、ロコモの可能性があります。

　詳しくは、日本整形外科学会のホームページなどをごらんください。

骨粗鬆症

　ロコモティブシンドロームは、運動器の疾患や加齢、栄養の問題など、さまざまな原因で起こってきます。

　ここでは、ロコモをきたしやすい運動器疾患のうち、骨粗鬆症について見てみましょう。

骨粗鬆症
（こつ そ しょうしょう）

　ヒトの骨はつねに新陳代謝を繰り返していますが、成人期ではだいたい骨量（骨塩量）・骨密度（骨塩量÷骨面積）が一定になるようにコントロールされています。しかし、高齢期になると骨の作られる量より骨が壊される量の方が多くなり、骨密度が低下し、ちょっとした外力で骨が折れやすくなります。これが骨粗鬆症で、大腿骨（足のつけねの骨）や腰椎の**圧迫骨折**、手首の骨折などの原因となります。

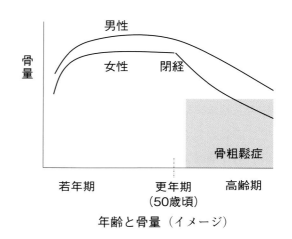

年齢と骨量（イメージ）

骨粗鬆症をおこしやすくする因子

1）年齢：右図（上）のように、骨量（骨密度）は青年期に最大（ピーク・ボーン・マス）となり、しばらく一定を保ちますが、加齢に従って低下していきます。

2）性：女性ホルモンは骨代謝を保つのに重要なホルモンです。このため、更年期（閉経）後、女性の骨密度は急激に低下します。

3）疾患：さまざまな疾患や、その治療薬の影響で、骨密度が低下することがあります。なお、糖尿病では、骨密度が低くなくても糖の影響で骨質が劣化し、骨折しやすくなることがわかっています（次ページ参照）。

4）栄養：カルシウムやビタミンDの不足、もしくは全体的な栄養不良があると骨密度は低下します。やせすぎや過度のダイエットでは、骨密度が下がる危険があります。

5）運動不足：運動すると、骨細胞に骨代謝を活発にする信号が入ります。運動不足では骨密度が低下します。

6）喫煙：タバコは骨密度を低下させることが知られています。

メタボとロコモは関連している

　さて、生活習慣病では内臓脂肪が蓄積し、血圧・血糖・脂質などに悪影響を及ぼし、動脈硬化を悪化させて脳卒中や心血管病を引き起こすリスクが高くなる、いわゆる「メタボ」の状態になることをご覧いただいたかと思います。

　一方、骨や軟骨、筋肉などに問題があると、「ロコモ」になることもわかりました。この一部は、食事の問題や、体を動かさないことなどによっても起こります。

　では、「メタボ」と「ロコモ」は、まったく別々のものなのでしょうか？

　実は、この二つは、深く関連していることがわかってきています。

メタボとロコモは関連している

　これまでの研究から、「メタボ」（肥満や動脈硬化、内臓脂肪の蓄積）は、ロコモ（骨・軟骨・筋肉などの運動器の異常）と、多くの面で関連していることがわかってきています。

　例えば、糖尿病の患者さんでは、骨密度が低下していなくても、健康な人と比べて骨折をする割合が多いことがわかりました。その理由は、骨の構造にあります。

　骨はカルシウムだけでできているのではなく、「コラーゲン」というたんぱく質がその構造を支えています。高血糖の人では、そのコラーゲンに余分な糖がくっついて**骨としての「質」**が悪くなり、骨の強度が下がってしまうことが骨折の原因になると言われています。糖尿病以外でも、メタボの方には**サルコペニア（筋減弱症）**が多いと報告されていますし、メタボが進んで心筋梗塞や脳卒中が起これば、運動機能は低下してしまいます。

　反対に、ロコモのひとつである「**変形性関節症**」の人では、メタボの有病率が高いという報告もあります。関節が痛いので運動不足になってしまう面もあると思われますが、メタボで溜まっている「内臓脂肪」からさまざまな炎症性物質が分泌されたり、高血糖のために体の組織成分が糖化されて「糖化産物」ができたりして、これらが関節軟骨に悪影響を及ぼすと考えられています。

　このように、「メタボ」と「ロコモ」、言い換えれば「血管」・「骨」・「筋肉」は、意外に多くのところでお互いに関わり合っているのです。

　メタボやロコモを防いで、心筋梗塞や脳卒中、骨折や寝たきりなどを遠ざけるためには、毎日の生活習慣をちょっとだけ見直して、食事や運動を改善していくことが何よりも大切です。

```
血管が傷む＝「メタボ」と
足腰が弱る＝「ロコモ」は
互いに関連
        ↓
メタボ ←→ ロコモの
進行を防ぐには：
適切な治療、食事、運動
```

フレイル予防のために

　最近、高齢者の「フレイル」という言葉をよく聞くようになりましたね。
フレイルとは、「虚弱」とか「脆弱」という意味を持つfrailtyを日本語にしたもので、**加齢に伴って心身の活力が低下している状態**として2014年に日本老年医学会が提唱したものです。大切なのは、フレイルは要介護状態の一歩手前ですが、適切な食事や生活習慣、治療などの対応によって、**もとの健常な状態にもどる可能性がある**という意味がこめられていることです。フレイルの基準にはいろいろなものがありますが、体重減少や疲れやすさ、握力や活動量（運動など）・歩行速度の低下などが評価に用いられています。

　厚生労働省による「日本人の食事摂取基準（2020年版）」では、生活習慣病（メタボ）の予防対策に加え、高齢者における**フレイル予防**が取り入れられました。

　つまり、中年期まではメタボ（動脈硬化）予防が大切なので、食べ過ぎに注意が必要ですが、高齢になってきたらフレイル予防のために、痩せすぎないように注意して体

年齢（歳）	目標とするBMI（kg/m²）
18〜49	18.5〜24.9
50〜64	20.0〜24.9
65〜74	21.5〜24.9
75以上	21.5〜24.9

を動かしましょう、ということです。このように、食生活のあり方や目標とするBMIの値は、年齢によって変えていく必要があります。

次章では、年代ごとに、どのような点に注意して食事を摂っていけばよいのかについてのポイントを考えてみましょう。

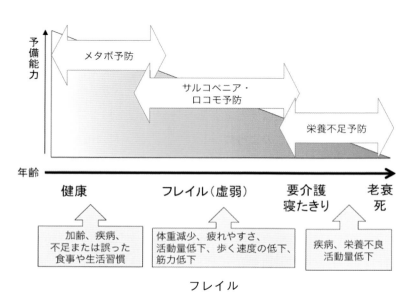

フレイル

栄養編

加齢によって食べ方を変える理由

　総論では、メタボとロコモがなぜ困るのか、またメタボとロコモは関係があること、年代とともに気をつける点について学びました。

　摂取した食事は身体の構成成分になりますが、食べた食事の量（エネルギー摂取量）と使った量（エネルギー消費量）のバランスによって体重が増えたり減ったりします。

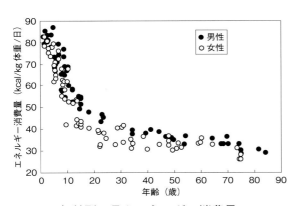

年齢別に見たエネルギー消費量
（kcal/kg体重/日：集団代表値）
（日本人の食事摂取基準2020年版より）

　私達が食べた食事は、身体を動かすエネルギーや身体を構成する筋肉や骨に変わります。エネルギーは、運動で使う以外にも心臓を動かす、体温を維持する、組織を合成するなど生命を維持するためにも消費しています。

　左の図は縦軸にエネルギー消費量、横軸に年齢を示しています。20代以降はエネルギー消費が急激に減少しているのがわかりますね。思春期を過ぎると成長が止まるので、エネルギー消費量は急激に減少して横ばいになっていきます。20代を過ぎても10代の頃と同じ量を食べていたらどうなりますか？　体重は増えていきますね。

　さらに最近の研究では、40代後半から筋肉量が減り始め、右の図に示すように50代では年間1％ずつ筋肉量が減ると報告されています。さらに同じ年齢でも一日の中で座っている／寝ている時間が長い人ほど筋肉の減少量が多くなります。

　若い時と同じように生活していても加齢によって筋肉量や筋力が低下することがわかってきました。

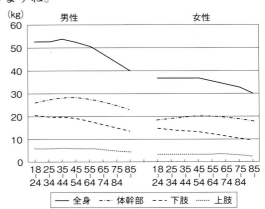

年代別筋肉量
（谷本芳美ら、日本老年医学会雑誌47、52-57、2010より）

加齢に合わせて栄養の摂り方を変えましょう

　左ページの説明のように、社会人として自分のペースで生活をするようになり、生活習慣が確立されていく20代からエネルギー消費量は減少します。食べる量（エネルギー摂取量）は同じでもエネルギー消費量は減るため、バランスが変わって肥満（メタボ）になりやすくなります。そして40代後半から筋肉量や筋力が低下するために身体を動かすことに不便（ロコモ）が生じてきます。

　つまり、加齢による体の変化に合わせて食べ方や生活習慣を変えていく必要があります。

40・50代はメタボ対策に照準を合わせましょう

　この年代は働き盛りの年代と言われますが、エネルギー消費量は減少しています。

　エネルギー摂取量＞エネルギー消費量　の状態は、体重が増えやすくなります。

　さらに、仕事や家事が忙しいため、気分転換も「わざわざスポーツクラブに行くより手軽に飲み会やおやつで……」となりがちです。その結果、肥満をはじめとする「メタボ」や「生活習慣病」の危険が高まります。

　砂糖や油を多く含む食品やアルコールの過剰摂取を避ける、寝る直前に食べる事を避けるなど、規則正しく腹八分目に抑える食事を目指しましょう。

　もちろん、身体を動かす習慣をつけることで筋肉量や筋力を維持することも大切です。

高齢者になったらロコモに照準を合わせましょう

　60歳代になると、定年や子どもの自立などの機会に第二の人生が始まります。今までの生活リズムが大きく変わる時期です。通勤など定期的に外出する機会も少なくなるため、歩く、体を動かすという機会が減ります。座る・横になる時間が増えることは、筋肉量や筋力の低下の原因となり、ロコモティブシンドロームやサルコペニアなどの問題が起こります。

　また、動かないとお腹がすかないので食事摂取量が減ります。しかし、体の組織は常に合成と分解を繰り返しているので、構成成分の材料になるたんぱく質の不足や、身体を動かすエネルギーの不足につながります。エネルギー摂取量＜エネルギー消費量の状態です。

　「必要な量をしっかり食べて、身体を動かす」生活を心がけてください。

【このページのまとめ】（　　　　　）に当てはまる語句を記入しましょう！

・若い頃と同じように生活していても、20歳代から（　　　　　　）量、
　40歳代後半から（　　　　　　　）量が減る。

・体重はエネルギーの（　　　　）量と（　　　　　）量のバランスに反映される。

＊答えは22ページをご覧ください。

大事なことは、身についた食習慣のゆがみに気づくこと

　習慣とは、毎日繰り返すことによって身についた行動様式を指します。習ったことに慣れて無意識にできるようになった行動様式のことです。食習慣とは「何をどのくらい食べるか」などの食事内容だけでなく、食べる時間帯や食べる速さなどの食べ方も含みます。

なぜ食習慣は変わるのか？

　子どもの頃は保護者から、あるいは学校などで食べ方を教わりながら考えて食べています。成人になり自立してからは自分で食事を管理するようになります。始めの頃は考えながら食べていますが、慣れてくると考えなくても無意識にできるようになります（習慣化）。やがて生活環境の変化や自分の好みによって食習慣が少しずつ変化します。例えば、残業が続いて夕食が遅くなる、月1回の飲み会だったのにいつの間にか毎晩アルコールを飲んでいるなど、時間がたつにつれ習慣が変わってきます。

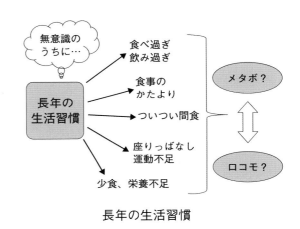

長年の生活習慣

無意識のうちのゆがみに気づくことがメタボやロコモの予防の一歩！

　慣れてくると考えることもなく間食や飲酒をするようになります。「気づいたらポテトチップスの袋が空になっていた」「この間買ったビールが飲み終わっていた」など気づかないうちに摂っていることがあります。

　「去年の服が入らない／ブカブカ」「食べていないのに体重が増えている／減っている」と思われた方は無意識のうちに摂取量や食べ方が変わっています。

　さらに砂糖、塩、油、アルコールなどは美味しさと一緒に脳内の快楽を感じる場所（報酬系）も刺激するため、「もっと食べたい」と感じて満腹でも食べ続けることができてしまうのです。

　無意識に食べている／食べていないことにあらためて気づくことが食習慣改善の一歩になります。食習慣の改善はメタボやロコモの予防／改善にもつながります。

ゆがみを直すには時間がかかります

　１日３回の食事を１年続けると、1095回食事をしたことになります。その食事を10年、20年……と続けて身につけたのが今の食習慣です。

　時間をかけて身につけた習慣を改善するためには、時間がかかります。

　健康のために食習慣を見直して改善するにはどうしたらいいのでしょうか？

健康食品では食習慣は改善しません

　減量を目的とした健康食品を使うと一時的に体重は減ることがあります。しかし、習慣は改善していないので、健康食品を止めるとすぐに元に戻ります。場合によっては元の体重よりも増えてしまう場合（リバウンド）もあります。

　時間はかかりますが、食習慣を改善する方法が一番安価で確実です。

食習慣の改善は季節感や嗜好を楽しみながら続けることができます

　食事療法は、薬のようにすぐに結果は出ませんが、副作用の心配はないし、費用も食費だけです。つまりいつもの食事を見直すだけなので、安全で経済的な治療法です。

　さらに食事には栄養補給の他にも、「美味しい」「楽しい」という満足感や「お彼岸におはぎを食べる」など食べ物で季節感を味わうなどの役割もあります。食事療法は楽しみながら長続きできる治療法です。

食事を減らすという単純な話ではありません

　摂取した食事が身体を作るので、食事を減らしてしまっては材料が不足します。また、食品には身体に必要な栄養素が少しずつ入っているので、一つの食品を摂り続ければいいという話ではありません。いろいろな栄養素を身体に必要な分だけ摂取する必要があります。また、運動をしないで食事だけ減らすと、筋肉量が減少します。体重は減ったけど思うように歩けなくなるなどの問題（ロコモ）が起こります。必要な量を食べ、身体を動かすようにしましょう。

　では、理想の食事とはどういう食事なのでしょうか？　　次ページで説明します。

【このページのまとめ】（　　　　　）に当てはまる語句を記入しましょう！

・食生活改善のためには、（　　　　　　　　）のうちに食べていたこと／食べていなかったことに気づくことが大事。

・砂糖やアルコールは脳の（　　　　　）系を刺激するので、満腹でも食べ続けられる。

・減量後に、元の体重に戻る／元の体重以上になることを（　　　　　）という。

＊答えは24ページをご覧ください。

【20ページまとめの回答】エネルギー消費、筋肉、摂取、消費

バランスの良い食事とは？

　栄養素にはいろいろな種類があります。働きによって５つのグループに分けることができます。特に、糖質、脂質、たんぱく質はエネルギー源になるので、「エネルギー産生栄養素」といわれています。炭水化物から食物繊維を除いたものが、糖質になります。

　１つの食品の中にはこれらの栄養素が組み合わされて含まれていますので、いろいろな食品を適量に摂ることが大切です。

栄養素と主な働き

栄養素	主な働き
糖質	エネルギー源
たんぱく質	エネルギー源、体の構成成分になる
脂質	エネルギー源
ビタミン	栄養素の利用を助ける
ミネラル	体の構成成分になる

　「バランスのよい食事」という言葉は皆様ご存知ですが、「バランスが良い」とはどういうことでしょうか？

　上の表に示した栄養素を適量に摂れる食事が「バランスの良い食事」になります。

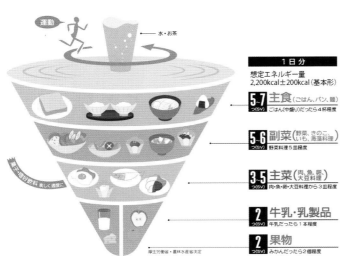

　左の図は、厚生労働省と農林水産省が発表した「食事バランスガイド」です。

　この図は「１日に何をどのくらい食べたらいいか」を示したものです。

　次ページに、食事を例に挙げて説明します。

自分の食事をチェックすることができます。

食事バランスガイド
(http:/www.maff.go.jp/j/balance_guide/b_koma/check/index.html)

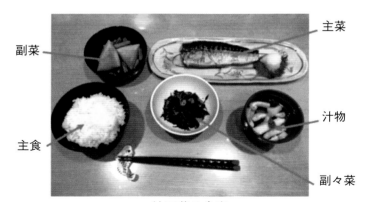

一汁三菜の食事

　日本食は主食（米飯）と副食（おかず）から構成されています。

　さらに副食は「一汁三菜（いちじゅうさんさい）」（米飯、汁、３つのおかず）から構成されています。

　３つのおかず（三菜）とは、

　　主　　菜：魚、肉、卵などたんぱく質を多く含むおかず

　　副　　菜：煮物や炒め物など野菜、芋、豆類を使ったおかず

　　副々菜：お浸しやあえ物など野菜、きのこ、海藻を使ったおかず

　副菜と副々菜の明確な区別はないので、使用される食品は一緒です。副菜は小鉢、副々菜は小皿に盛ることが多いです。

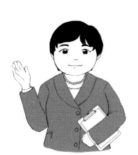

　　　毎回の食事で主食と副食が揃っているかを確認します。
　　　例えば、昼食がラーメンなどの単品料理だった場合は、野菜炒めを追加します。昼に食べるのが難しい時は夕食でとるように心がけましょう。

【このページのまとめ】（　　　　　）に当てはまる語句を記入しましょう！
・毎回の食事で（　　　　　　　　）と（　　　　　　　　　）が揃うようにする。
・「一汁三菜」の三菜とは、（　　　　　）菜、（　　　　　）菜、（　　　　　）
　菜をいう。

＊答えは26ページをご覧ください。

【22ページの回答】 無意識、報酬、リバウンド

食事の記録から無意識の習慣に気づきましょう！

食事の記録からわかること

　健診で食事について聞かれたことや前ページの写真のような料理の組み合わせから何がわかるのでしょうか？

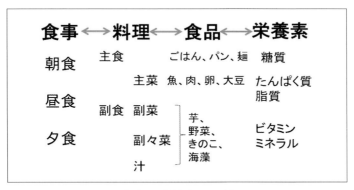

食事と栄養素の関係

　私達は毎日の食事から栄養を摂っています。食事は主食と副食の料理で構成されています。そこで各料理に含まれている食品と量がわかれば、栄養量を推測することができます。

　自分の食事を見直すためには、自分の食習慣を知ることが大切です。

食習慣を知るために記録をつけましょう！

　健康診断で医師や管理栄養士から「アルコールをたくさん飲まれているようですね」「甘い物は好きですか？」など聞かれたことはありませんか？「そんなに飲んでない／食べていないのに……」と思われたかもしれませんが本当にそうでしょうか？

　記録をつけてみると「昼は定食だったけど、毎日肉だった」「お菓子は食べてないけど果物をたくさん食べていた」など自分でも気づかなかった食習慣に気づくことがあります。魚と肉では含まれている脂質の種類が違うので、肉が多くなると総論に書かれていたコレステロールが増えます。また、過剰に摂取したアルコールや砂糖は中性脂肪として身体に蓄えられます。このように食習慣を記録して振り返ると無意識のうちにゆがんでしまった食習慣に気づくことができます。

　記録の方法は自由ですが、食事療法に必要な情報について以下に説明します。

体重

　体重は毎日量りましょう。体重は1日の中で変化（日内変動）します。食前と食後では条件が違うので、体重が増えたのか減ったのかわかりませんね。朝、起きてトイレに行っ

た後／入浴前など、量る条件を同じにすることがポイントです。

　体重は１週間の変化に加えて、１か月の変化も観察してください。身体を動かさない状態が長く続くと、筋肉量が減少します。激しい運動をしたとか食べられなかったなどの明らかな理由がないのに、１週間で１〜２％、１か月で５％以上の体重減少があった場合は、低栄養の危険が考えられます。

運動、出来事

　具体的な運動の方法は、運動編に詳しく書かれています。29、31ページの記録には、「運動をした／運動をしなかった」を記録します（量や種類は記載しなくて構いません）。

　出来事は友人に会ったなどの特別なことや、夜中に映画を観た等を書きます。１週間後に食事を振り返った時に、「夜中に映画を観ながらポテトチップスを食べた」など食事記録に書き忘れていたことを思い出すことができるように記録します。

食事

　食事療法で一番重要な情報です！　「今日１日に何を食べた／飲んだ」を記録します。できれば食事の他にも食事と食事の間のコーヒー、ガム、飴も記録しましょう。

　他人から「食べ過ぎ／偏食」と指摘されるとイラっとしますが、自分で気づいた時はイラっとしません。この感覚を利用したのが、今回チャレンジする「セルフモニタリング」です。自分で自分の食習慣をチェックして改善する方法です。まずは自分で気づかないうちに食べていた物をみつける「宝探し」のつもりで取り組んでください。

　この本では、食事記録の方法を２種類紹介しています。食事記録は自分の食習慣に気づくためですので、忘れずに記録できる方法で構いません。例えば、カレンダーに書き込む、スマホで写真を撮るなどもいい方法です。（私は撮り忘れが多いので、食べかけの料理の写真ばかりですが、皆さんは、食べる前に撮ってくださいね。）本書で紹介する方法を試しながら、自分に合った方法をみつけてください。前にも書きましたが、無意識のうちに食べていた／食べなかったなど、無意識のうちに偏っていた食習慣に自分で気づくことが目的です。

【このページのまとめ】（　　　　　）に当てはまる語句を記入しましょう！

・食事記録は、「今日１日に（　　　　　　　　　　　　　）」を記録する。

・セルフモニタリングの目的は、自分で自分の（　　　　　　　）をチェックすること。

＊答えは28ページをご覧ください。

【24ページのまとめ】主食、副食、主、副、副々

食事記録方法（1）記録法

口に入れた物をすべて記録する

　その名の通り、口に入れた食品や飲料をメモする方法です。食品の名前がわからなければ、「肉野菜炒め」「鮭おにぎり」など料理の名前で構いません。

記録方法

　右のページに３日間の記入例を示しました。

日　　付：記録した日付

食事区分：朝食、昼食、夕食など。時刻でもよい。

食事内容：口に入れた料理や食品を記録します。

　　　　　・可能であれば茶碗1杯、からあげ３個など量も記録しておくと、振り返る時に役に立ちます。

　　　　　・つい忘れがちなのは、食事と食事の間に食べたチョコや飴、コーヒーです。

　　　　　・１日の終わりに出来事を振り返りながら記録してください。

体　　重：毎日同じ条件で測定して記録します。

運　　動：運動したら「○」、しなかったら「×」を記入してください。

備　　考：「お稽古」「飲み会」「ママ友とランチ」など後で振り返る時に思い出すきっかけになるようなこと、思ったことなどを記録しておくと役に立ちます。

　　　　　・「記録するの辛いなぁ」でも構いません。何日目で辛くなったなど気持ちの変化に気づくことも重要です。

　書き忘れた日があり、思い出せなかった時は、また翌日から取り組んでください。

　前回が３日で挫折したなら、次回は４日を目指しましょう！

　記録が増えてくると、「先月の○日は旅行先で干物を大量に買った」など思い出として楽しめるようになります。

自分が思い出せればいいので、堅苦しく考えずにまずは記録をつけてみましょう！

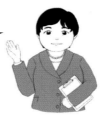

食事記録例

この方法は、毎日の食事を記録します。１週間後に自分の食習慣のクセを探します。

この例では、砂糖を使う食品を**太字**、油を多く使う食品はオレンジにしています。

皆さんが気にされている項目（たんぱく質や野菜など）を決めて印をつけます。

日付	食事区分	食事内容	体重	運動	備考
6月1日	朝 昼 夕 間食	トースト（マーガリン）、ウインナー焼き、サラダ、牛乳、コーヒー 焼き魚定食（米飯、鮭塩焼き、豆腐、ひたし） トンカツ定食（米飯、とんかつ、煮物、みそ汁） **のど飴３個**、せんべい、映画を観ながらポテトチップス	60.5	○	駅まで歩いた 家で夜中に映画を観た
6月2日	朝 昼 夕 間食	ハンバーガー、フライドポテト、コーヒー ラーメン、餃子 生姜焼き定食（米飯、豚生姜焼き、里芋煮、あえ物） **菓子パンとコーラ**、みかん２個	60.7	×	朝、時間がなくて会社の近くで朝食 営業で外回り
6月3日	朝 昼 夕 間食	トースト（マーガリン）、ハム、サラダ、牛乳、コーヒー かつ丼、漬物 焼き鳥、刺身、揚げ出し豆腐、酢の物（わかめ）、ハイボール３杯 焼きそばパン、**チョコ**	60.7	×	帰りに同僚と飲み会

［記録から気づいたこと］

この例では、油を多く使う食品を食べる回数が多かったことがわかります。

さらに昼食がラーメンやかつ丼のような単品料理だった日は、おやつにパンを食べていました。

【26ページの回答】何を食べた／飲んだ、食習慣

食事記録方法（2）10食品群をチェックする

10の食品群に〇をつけるだけ

　東京都健康長寿医療センター研究所協力研究員の熊谷修氏が提案している食事記録方法です。

　右のページに３日間の記入例を示しました。

　日付：記録した日付

　食品群：食べた物を下の食品群の例を参考に食べている場合は〇をつけます。

　　　　　量は自分が食べたと思えば〇をつけてください。

【食品群の例】

肉　　類：鶏肉、豚肉、牛肉などの肉、ウインナー、ハムなどの加工品

魚介類：鮭、タラ、鮪などの魚、貝類、かまぼこやはんぺんなどの加工品

卵　　類：鶏卵、うずらの卵、卵焼き、茶わん蒸しなど

牛　　乳：牛乳、チーズ、ヨーグルト

大豆・大豆製品：豆腐、豆乳、納豆、油揚げ、厚揚げなど

緑黄色野菜：ほうれん草、小松菜、ピーマン、人参など

芋　　類：じゃがいも、さつまいも、里芋、やまいもなど

果　　物：イチゴ、みかん、すいか、りんごなど

海藻類：わかめ、ひじき、のりなど

油　　脂：サラダ油、ごま油、マーガリン、バターなどの油脂、ドレッシングや揚げ物、
　　　　　炒め物に使用した油

体重、運動、備考は（1）記録法の説明と同じです。

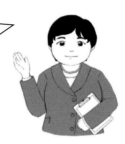

　食品群の分類が難しいかもしれませんが、〇をつけるだけなので、メモが苦手な方には負担が少ないと思います。
　量は卵焼き1切でも「食べた」と自分が思う量なら〇をつけてください。

食事記録の方法と記入例

1．食べた料理を食品群ごとに見直して食べた食品群に○をつけます。

2．毎日の○の数（横に数えます）を数えて合計Aの欄に記入します。

　　合計Aは毎日10種類の食品群を摂取していたかを確認することができます。

3．食品群ごとに（縦に数えます）○の数を数えて合計Bの欄に記入します。

　　合計Bを見ることで、1週間食べていなかった食品群に気づくことができます。

月日	肉類	魚介類	卵	牛乳	大豆・大豆製品	緑黄色野菜	芋類	果物	海藻類	油脂	合計A	体重	運動の有無	備考
6月1日	○	○		○	○	○	○			○	7	60.5	○	駅まで歩いた 家で夜中に映画を観た
6月2日	○			○			○	○		○	5	60.7	×	朝、時間がなくて会社の近くで朝食
6月3日	○	○		○	○				○	○	7	60.7	×	帰りに同僚と飲み会
6月7日	○	○		○	○	○				○	6	○	×	
合計B	7	4	3	7	4	5	4	3	3	7	47		1	

［食事記録から気づいたこと］

　　合計Aを見ると、10種類の食品群すべてを食べた日がなかった。特に6月2日は5種類の食品群だった。

　　合計Bを見ると、この週では、魚より肉を食べた回数が多く、卵、大豆、芋類、果物、海藻は食べる機会が少なかった。

記録から自分では気づかなかった食習慣を見直しましょう！

　いよいよ、長い年月の間築いてきた食習慣を見直しましょう！

　よく挙げられるチェック項目として、朝食などの欠食や夜間の過食、食事の偏り、食事の代わりに菓子を食べるなどがあります。食事を抜くと次の食事で大量に食べてしまうため、消化に負担がかかる、過食になりやすいなどの問題があります。

　さらにメタボリックシンドロームを指摘される方では、砂糖、塩、油、アルコールの過剰摂取が考えられます。ロコモティブシンドロームを指摘される方では、肉類、魚介類、卵類、大豆・大豆製品、牛乳の摂取不足が考えられます。

１週間の食事から自分の食事のクセを見つける

　毎日の活動や食べる量は違うので、食習慣を見る場合には、ある程度の期間を平均して振り返るとよいでしょう。

　10日でも１か月でも構わないのですが、「あの時こんなものを食べた」と思い出す時に時間が経ちすぎると思い出すのが難しくなります。また、振り返るタイミングを忘れないということも重要です。

　１週間なら振り返りを忘れることがなく、思い出すことも難しくないでしょう。

他人の記録と思って冷静にクセを見つける

　記録をつけながら「量はそんなに食べてなかった」「この日は疲れていたから食べ過ぎたけど普段は違う」など記録や印を書き換えたくなるかもしれませんが、そこはグッと我慢してください。

　自分の食事記録だと思うとクセを見つけても見逃したくなるので、他人の記録と思って冷静に見直します。宝探しのつもりでクセをみつけましょう！

　食事記録を見ながら次に挙げたクセがないか探してみましょう！

よくある食習慣の問題点

【食事の回数】

　　・朝食を食べない

　　・食事の回数が日によって違う

【料理の組み合わせ】

　　・昼食はお茶漬けやざるそばなど単品料理が多い

- 主食（米飯）を食べない
- 副菜（野菜、キノコ類、海藻類）を食べていない

【食品や料理の選び方のクセ】

- 魚より肉を食べる回数が多い
- 卵、大豆製品、芋類、果物、海藻類の摂取回数が少ない
- 揚げ物、ラーメンなど油を多く使う料理の摂取回数が多い

【食べ方のクセ】

- お昼がざるそばやカレーなどの単品料理の時におやつにパンを食べる
- 夜更かししている時にポテトチップスを食べていた
- テレビを見るときは何か食べている
- タバコをやめて口さみしいので飴を食べている
- スポーツジムの帰りは運動した安心感からつい食べすぎてしまう
- ○○さんと一緒に出かけると必ず食べ放題に行く
- 家族の帰宅時間がバラバラなので夕食は家族の帰宅にあわせて何回も食べている
- 周りの人に比べて食べる速度が速い／食べる速度が遅い

これという原因がみつからない場合

　食事記録で食事の問題点がみつからない場合は、体重の記録と運動の記録をみます。

　体重の変化はどうでしょうか？　減量が目的の方は1か月1kgのペースで落としていくのが理想です。逆に標準体重（BMIが22となる体重、p.8を参照）の方は現状維持が目標ですので、明らかな理由がない体重減少は心配です。体重減少の原因となる疾患がないか受診されることをお勧めします。

　病気ではないのに体重が減少している場合は、筋肉量が減っている可能性が考えられます。ロコモティブシンドロームやサルコペニアの心配があります。食事を変えるだけでなく毎日身体を動かすことも大切です。

　体重を減らしたいのに減らない／増やしたいのに増えない場合には、食事量の問題があります。

　次の週からコップ1杯、お茶碗1杯などの目安量も記録するといいでしょう。

　特に問題がなかった場合でも、定期的に食事を見直す習慣をつけましょう！

原因を見つけたら、次は改善方法を考えましょう！

　自分の食習慣でいろいろなクセが見つかったと思います。

　食事のクセ（問題点）に気づいたので、いよいよ改善に取り組んでいきしょう！

ちょっと頑張ったら改善できそうなクセに順位をつける

　自分で見つけたクセを書きだし、改善できそうな事から改善するのが難しい事へと、番号をつけてください。例えば家族の方が食事の支度をしている場合は、食事内容を変更してもらうのは頼みづらいと思います。その場合は家の食事ではなく、自分で選ぶ昼食や食べる速さなどから取り組んでください。

　下に示した改善案は、家族が食事の支度をしているという設定としました。

　ここでは自分で選択できる昼食とおやつの管理から取り組むことにしました。番号は自分ができそうだと思った順番を示しています。

【改善案】

１．昼食はなるべく定食を選ぶ（しっかり食べればおやつを減らすことができる）

２．平日の昼食は揚げ物の回数を 4 回→ 2 回に減らす

３．前日の夕食のおかずが肉だった場合は、昼は魚のおかずにする

４．帰りは駅から自宅までバスに乗らない

　改善案を考えるときのポイントは「実行しやすいように目標を数値化する」ことです。

　　悪い例：揚げ物を減らす　←いつ、どのように減らすのかわからない

　　良い例：昼食の揚げ物の回数を 4 回→ 2 回　←昼食（いつ）、2 回（数値化している）

数値化することで、目標が明確になるので、実行しやすくなります。

まずは 1 つの目標を 1 週間取り組む

　「ちょっと頑張ったら継続できそう」と思った目標を 1 つ選んで記録表の目標欄に記入します。あとは1週間目標が達成できるように取り組んでください。

　目標は達成できましたか？

　「余裕で達成できた」「物足らない」という方は、目標の設定が低かったかもしれません。「ちょっと頑張ったらできる」という目標を設定しましょう。

　「全然できなかった」という方は、最初の目標設定が難しかったのでしょう。もう一度改善案や番号のつけ方を見直してみるといいでしょう。

大事なことは続けること

　最初は順調でも、だんだん目標が困難になってくるでしょう。頑張っているのに体重や検査値が思うように改善しないこともあるでしょう。

　体重や検査値は直線的に減り続ける／増え続ける事はありません。途中から緩やかなカーブを描くようになります。

　変化が緩やかになってきた（長期戦になった）時期に無理な目標を掲げていると継続が辛くなり、諦めて過食をして体重が戻ります。何度も書きますが、「ちょっと頑張ったら達成できる」目標であれば、辛くない分頑張ることができます。

【辛くなった時にやる気を出す方法】

・「生活習慣改善します宣言」を周囲の人に話し、励ましてもらう。

・最初の頃の食事記録や体重の記録を見ながら、「ここまでずいぶん頑張った」と自分をほめる。

・「今日1日頑張れたんだから、明日も1日頑張ろう」と自分を励ます。

・サボってしまった日があった時は「ここまで△日頑張れたんだから、明日から△日を越えられるように頑張るぞ」と自分を励ます。

【メタボ予防を目指す方に気をつけてほしいこと】

・お菓子、菓子パンなど砂糖の含有量が多い食品やアルコールの過剰摂取は、血糖や中性脂肪の増加につながります。食事を減らして、おやつで空腹を埋めることは逆効果です。

・食事の見直しが難しい場合は、早食いを止める、夕食から就寝前まで食べていたおやつをやめるなどの食べ方を変えるだけでも効果があります。

【ロコモ予防を目指す方に気をつけてほしいこと】

・1日3回、規則正しく食事を摂るよう心がけましょう！（お菓子を食事の代わりにしない）

・毎回の食事に肉・魚・卵・大豆製品を2品摂るようにしましょう！

　生活習慣の改善は前に進む時もあれば、前の目標に戻ってやり直す時もあります。大切なことは「あきらめずに毎日コツコツ取り組むこと」です。多くの研究では生活習慣を変えて体重や検査値に結果が表れるまで1か月、実施している人が慣れるのに3か月、習慣化するまでに6か月かかると報告されています。

　皆様の生活習慣が改善され、健康寿命が延伸されることを心から願っています。

運動編

（講義編）身体活動・運動・生活活動の違い？

運動編をスタートするにあたり、まずは「身体活動」と「運動」、「生活活動」の違いからお話しします。皆さんは、違いが分かりますか？

身体活動

⇒安静にしている状態より多くのエネルギーを消費する全ての動作のこと。

運　動

⇒身体活動のうち、体力の維持・向上を目的として計画的・意図的に実施し、継続性のある活動。

　例：ジムやフィットネスクラブで行うトレーニングやエアロビクスなど、テニス・サッカー・バスケなどのスポーツ、余暇時間の散歩や活発な趣味など。

生活活動

⇒身体活動のうち、日常生活における労働、家事、通勤・通学など。

　例：買い物・洗濯物を干すなどの家事、犬の散歩・子供と屋外で遊ぶなどの生活上の活動、通勤・営業の外回り・階段昇降・荷物運搬・農作業・漁業活動などの仕事上の活動など。

これらの関係は、「身体活動＝運動＋生活活動」と考えることができます。

コラム 健康づくりのための身体活動基準2013

平成25年、健康づくりのための身体活動量の指標として「健康づくりのための身体活動基準2013」が示されました。この中では、「日常の身体活動量（テニスやジョギングといったスポーツ活動だけでなく、日常生活における労働や家事、通勤などの生活活動も含めたすべての活動の意味）を増やすことにより、メタボリックシンドロームを含めた循環器疾患、糖尿病、がんといった生活習慣病の発症、これらを原因として死亡に至るリスクや加齢に伴う生活機能の低下（ロコモティブシンドロームおよび認知症等）をきたすリスクを下げることができ、更に、定期的な運動習慣を持つことで、これらの疾病などに対する予防効果をさらに高めることが期待できる」と述べられています。まずは、身体活動を増加させることを勧めていると言えます。

（講義編）メタボとロコモ予防のための運動とは？

　下の図は、健康増進のための身体活動を啓蒙するための「フィジカル・アクティビティ・ピラミッド」（以下：「ピラミッド」と記載します）と呼ばれるものです。メタボとロコモ予防のための運動を考えるうえで、多くの示唆を与えてくれます。

【ピラミッドのポイント】

・健康増進のためには、最下段の1日の活動量増加は毎日取り組むべき内容
・最上段の座ったままの行動は、できる限り避けるべき行動
・中間に位置する有酸素運動やスポーツを楽しむこと
・ストレッチや筋トレなどの運動も積極的に取り入れていくこと。

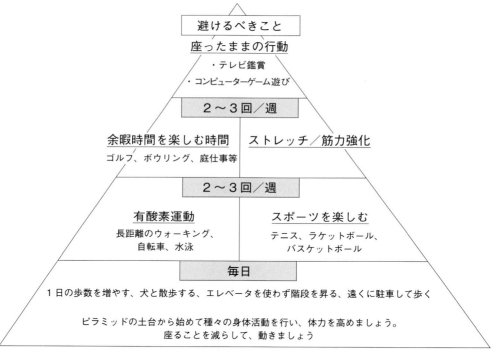

フィジカル・アクティビティ・ピラミッド
（日本体力医学会体力科学編集委員会、運動処方の指針原書第7版、2006より一部改変）

> **ポイント**　メタボとロコモ予防のためには、日常生活では、身体活動量をできる限り増やしていくことや座り続けている時間を減らす工夫を常に意識しておくことが大切。これらに加えて、余裕があれば定期的な運動習慣として、有酸素運動と筋トレをバランスよく取り入れる。

（講義編）避けるべき！　座ったままの行動

　前ページのピラミッド最上段の「座ったままの行動」に関する最近の研究結果を紹介します。

報告１　よく動いていても、座っている時間が長いとダメ！

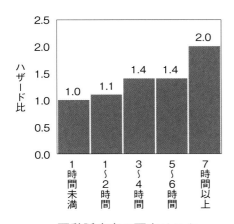

冠動脈疾患の死亡リスク
（CE Matthews et al. Am J Clin Nutr 95,437-444,2012より）

　この図は、週当たり７時間以上運動を実施している方の、テレビ視聴時間別（座位時間）の冠動脈疾患（心筋梗塞など）での死亡リスクを示した研究結果です。1日テレビを見ている時間が１時間未満の群と比べて、７時間以上の群では、冠動脈疾患による死亡リスクは２倍も高いことが示されています。

≪研究結果から≫

　日頃よく動いていても、座っている時間が長いとダメ！（→こんな方を"アクチブカウチ"と呼びます）

報告２　同じ「座っている」でも「本を読む」と「ぼんやりテレビ」では違う！

　この図は、受動的な座位行動（テレビやスマホを見たり、おしゃべりなど）と認知刺激的座位行動（新聞や本を読む、PCでの仕事などの行動）と肥満（BMI 25以上）発生との関連を見た研究結果です。受動的な座位時間が長い場合で、肥満発生度が高いことが示されています。

≪研究結果から≫

　同じ座っているにしても、ぼんやり座っていることと、本を読むなどの認知刺激的な行動で座っているのでは違う！　ぼんやり座っている時間が長いことが問題と言えそうです。

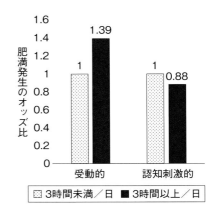

肥満発生のオッズ比
（Kikuchi et al. Prev Med 67,335-339,2014より）

報告3　時々立ちあがると……？

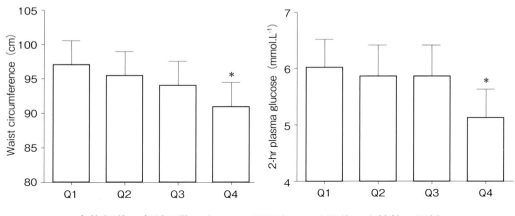

座位行動の中断回数・ウエスト周囲径・2時間後の血糖値の関係
（Healy GN et al. Diabetes Care. 31,661-666,2008より）

　この図は、座位行動の中断（時々、立ち上がる、動くなど）回数とウエスト周囲径（左）、食後2時間の血糖値の関係（右）を示した研究結果です。例えば左の図のウエスト周囲径での比較では、座位行動の中断回数が最も少ない群（Q1）と比較して、最も多い群（Q4）では、平均してウエストが5.95cm少なかったことが示されています。すなわち、座ったままでいるより、時々立って動く人の方がウエストが細く、食後の血糖上昇もおさえられることが分かりました。

≪研究結果から≫

　ずっと座り続けているなと思ったら立ち上がる。この研究では「持続的な座ったままの時間を定期的に中断するために、例えば、テレビのコマーシャル中に立ち上がることや、職場で長時間座っている間に短い歩行休憩を取るなどが勧められる」と述べています。

　ぜひ実践を！

ポイント　（しっかり動いているかどうかに関わらず）長時間座ったままでいることは、総死亡や心血管疾患による死亡のリスクを高める可能性があると言えそうです。時々、立ち上がること、仕事の合間に休憩をとる（立ち上がって体操など）ことは、メタボ＆ロコモ予防に対して、重要なことと言えそうです。

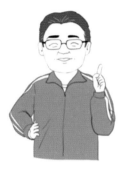

（講義編）日常の活動量の増加

　身体活動量の評価には、次ページのコラムにも示しました歩数計（活動量計）が非常に役立ちます。それでは、どの程度の量を目標にすればよいのでしょうか？

　下の図をご覧ください。これは、中之条研究といって、わが国のコホート研究（多くの対象者を数年にわたって調査をする研究方法）によって導かれた、１日あたりの歩数および中強度での活動時間の長さと様々な病気の予防の可能性との関係を示した図です。

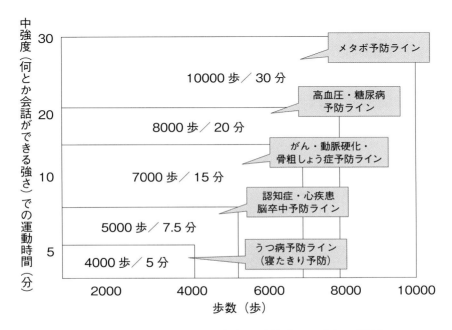

１日あたりの歩数と中強度の活動時間と病気の関係
（Aoyagi et al. Geriatr Gerontol Int 10, S236-243,2010より）

（解説）図中のメタボ予防ラインを見ると「10000歩/30分」と示されています。これは「１日の総歩行数の目標が１万歩であり、そのうち30分は中強度*の運動が必要です」の意味です。この筆者らは、「運動は量と質が重要」とし、メタボ解消を目指す人は「１日8000歩（量）のうち中強度運動20分（質）」を目指すべきと述べています。一方で、やりすぎは禁物とも述べています。また、これまで運動習慣がなかった方や、久しぶりに運動をする方などは、段階的に活動量を増加させてください。

＊ここでいう中強度とは歩行なら「何とか会話ができる程度の早歩き」と著者は述べています。運動強度に関しての詳細は、テキスト43ページをご覧ください。

なぜ、中等度以上の強度の活動が必要なのか？

　病気を予防するための運動を考えるときには、1 日の歩行数だけでなく、一定以上の強度が確保されていることが大切と述べました。この「一定以上の強度（中等度強度以上）」とは、いったいどのような意味でしょうか？　その前に、なぜ、一定以上の強度の運動が必要なのか、その理由をお話しします。

　私たちの筋線維は、大きく「速筋線維」と「遅筋線維」に分けることができます。下の図を見てください。これは私たちの力の調節方法のイメージを示しています。私たちはすべての筋線維を使って活動しているのではなく、活動に参加する筋線維の種類と数を調整して力を調整していることを示しています。

　例えば、加齢にともない、活動量が低下し、図中の矢印のような強度の活動が中心になると、主に遅筋線維での活動となり、速筋線維はほとんど活動に参加しません。そのような状況が続けば、速筋線維は細くなったり、消えてしまったりします。そのため、日頃から、遅筋線維だけでなく、速筋線維も使うような活動（＝やや強度の高い活動）が必要となると言えます。

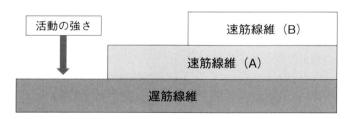

低強度　←　（強度）　→　高強度

筋線維の活動のイメージ*

コ ラ ム　身体活動量を知る手がかり……歩数計を活用しましょう！

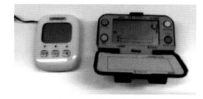

筆者が使う歩数計

　歩数計は、説明書で指示された位置にセットするだけで、手軽に毎日の活動量（歩数）を知ることができるツールです。ご自身の健康管理に役立てることができます。

　ただし、自転車に乗ることが多い方などは、過小評価してしまうことがありますのでご注意を！

＊速筋線維（A）とは、速筋線維と遅筋線維の中間タイプ、速筋線維（B）とは、より速くて、大きな力を発揮するタイプのこと。

（講義編）有酸素運動１（有酸素運動とは）

有酸素運動とは？

・筋肉を動かすエネルギーとして糖や脂肪が酸素と一緒に使われる比較的軽い運動を有酸素運動（エアロビクス）という。

・その特徴として、①多くのエネルギーを消費することができる、②体脂肪や内臓脂肪を減らす、③持久的な能力を向上させることが挙げられます。

　前ページで説明しました中等度の運動とは、主にこの有酸素運動を実施することとも言えます。

有酸素運動の種類

　ウォーキング、サイクリング、水泳、クロスカントリースキーなどが含まれます。

有酸素運動を実施する場合に推奨される運動強度、運動時間、実施頻度

●運動強度

　最高心拍数の40〜60％強度で実施（右ページの「その１」を参照）。

　自覚的運動強度では「楽である〜ややきつい」。

●運動時間

　１回あたり20〜30分、最大１時間まで。

　１回10分を２回などの細切れ運動でもよい。

　ウォーミングアップとクーリングダウンを忘れずに！

●実施頻度

　週に２〜３日実施することを目標とする。

　運動に慣れてくれば、強度ではなく、まずは運動時間を延ばしていくようにしてください。その後に、強度や頻度を増加してください。

コラム インターバル速歩

　「インターバル速歩」という言葉を聞かれたことはあるでしょうか？

　信州大学の能勢教授らが推奨されるこのインターバル速歩は「3分間の速歩と3分間のゆっくり歩きを、交互に5セット（計30分）繰り返す」という歩き方です。

　これまで、このインターバル速歩を週4日以上、1日30分以上、5カ月間継続した結果、脚筋力の向上や持久力、高血圧や高血糖などをはじめとする生活習慣病予防に対する効果が報告されています。

（講義編）有酸素運動２（運動の強さ）

　メタボ＆ロコモ予防のための運動には、先ほどからよく出てくる "中等度の強さ" がポイントと言えます。ここでは、中等度の強さを知る方法を紹介します。

運動の強さの求め方

（その１）心拍数から求める方法……以下の式に基づき、運動強度を計算しましょう。

> ①　安静時心拍数を計測する＝手首で15秒間計測し、その回数を4倍する
>
> 　　　[　　　]　×　4　＝　[　　　]　……（1）
>
> ②　最高心拍数を求める＝（220－年齢）
>
> 　　220　－　[　　　]　＝　[　　　]　……（2）
>
> ③　目標心拍数を計算する＝（最高心拍数－安静時心拍数）×強度　＋　安静時心拍数
>
> ＊メタボ＆ロコモ予防には40〜60％強度がおすすめ。ここでは60％強度を計算します。
>
> 　（[（2）]　－　[（1）]）× 0.6（強度）＋　[（1）]
>
> ＝　[　　　]　⬅
>
> 　この値（心拍数）が、あなたの最高心拍数の60％強度時の心拍数となります。
>
> 　（強度）の部分を、40％の場合は「0.4」、50％なら「0.5」としてください。

（その２）運動時の「きつさ」の感覚を用いた方法（自覚的運動強度：RPE）

　ウォーキングをしている時の本人の自覚として「ややきつい」と感じれば、RPEは13となります。また「ややきつい」と「きつい」の中間であれば14となります。運動強度の目安は「楽である（11）」〜「ややきつい（13）」です。

RPE	自覚的な感じ	RPE	自覚的な感じ
6		15	きつい
7	非常に楽である	16	
8		17	かなりきつい
9	かなり楽である	18	
10		19	非常にきつい
11	楽である	20	
12			
13	ややきつい		
14			

ポイント　運動強度は、これら２つの方法を併用してください。目標心拍数に達していないが、自覚的にきつい場合は、無理せず、自覚的強度を優先してください。

（講義編）有酸素運動３（運動種目）

ウォーキング

　有酸素運動の中でも、特別な道具や準備の必要がなく、最も手軽にできる運動と言えるかもしれません。以下におすすめのウォーキングについて、研究結果とともに紹介します。

おすすめウォーキング１「ストックウォーキング」

　スキーで使用するようなストックを用いたストックウォーキングでは、足腰への負担を軽減できるだけでなく、上半身も使う全身運動となります。

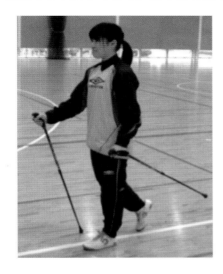

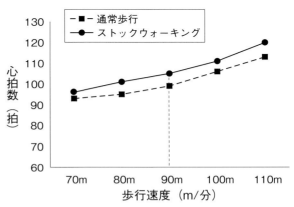

通常歩行とストックウォーキングの比較
（若吉ら、研究紀要8、29-35、2011より）

≪研究結果から≫

　同じ歩行速度でも、ストックウォーキング時では心拍数が５〜10拍程度高く、ストックを持てばゆっくり歩きでも、早歩きと同等の運動強度となります。

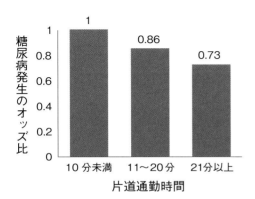

男性座位作業者の通勤歩行時間
（Sato KK, Diabetes Care30,2296-2298,2007より）

おすすめウォーキング２「通勤歩行」

　この図は、健康な男性座位作業者を４年間にわたり追跡した研究結果です。「片道21分以上歩行」群は、「片道10分未満」群に比べて、追跡期間中に糖尿病と診断された者が約27％少なかったことを示しています。

≪研究結果から≫

　片道20分以上の毎日の通勤歩行でも、メタボ予防に有効な可能性がある。

サイクリング
・怪我をしにくく、長時間の運動を行いやすいことが最大の特徴。
・様々な地域で自転車専用道路の整備も進んでおり、このようなコースを利用すれば、より快適に自転車運動を楽しめると言えます。

水中運動
・全身運動であること、転倒や怪我が少ないことが最大の特徴。

おすすめ水中運動1「水泳」

・初心者の方には、少しの時間でも苦しいと感じる場合があるため、慣れないうちは無理をせず、短い時間（5〜10分程度）から始め、少しずつ時間を伸ばしていくことがお勧めです。
・バタフライや平泳ぎは膝や腰にかかる負担が大きいため、クロール、背泳ぎから始めるのがおすすめです。

おすすめ水中運動2「水中歩行」

　この図は、私たちが行った、2か月間、週1回、1回60分の水中歩行講座前後での体力測定の結果です。脚伸展筋力（膝を伸ばす力）と内転筋力（開脚した状態から脚を閉じる力）が向上したほか、ロコモの測定項目のひとつである2ステップ値や体脂肪率で改善傾向が見られました。

≪研究結果から≫

　週1回、60分間の前歩き、横歩き、後ろ歩き、早歩きなどの水中歩行により、ロコモ予防に関与する脚筋力の向上が期待できる。

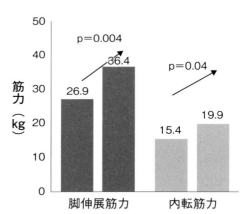

水中歩行実施前後の筋力の比較
（坂手ら、ウォーキング研究22、79-84、2019より）

> **ポイント**　最近では、1つの種目だけでなく、複数の運動種目を組み合わせて実施する人も増えています。組み合わせて実施することで身体の様々な部位を使うとができます。何より気分転換にもなります。

（講義編）有酸素運動４（運動の実施時間と実施頻度）

実施時間

　１回あたり10分の運動を１日に２回、３回と実施しても、一度に30分連続して実施しても効果に違いはみられないとの報告もあり、生活スタイルに合わせて実施してください。

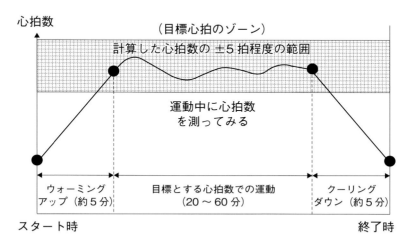

運動の実施時間と実施頻度による心拍数の比較

【運動実施上のポイント】

①　しっかり準備体操

②　スタートして５分はウォーミングアップ。目標強度になるよう徐々にペースアップ。

③　目標心拍数に達したら、その強度で続ける！

　　＊例えば50％強度時の心拍数が120拍だった場合、運動中の心拍数がおよそ115〜125拍の範囲に入るようペースを調整してください。

④　時々立ち止まり心拍数のチェック！

　　手首で10秒計測して６倍する。腕時計型の心拍数計などを利用すると便利です。

　自覚強度のチェックも忘れずに！

⑤　運動は急にやめない！　ペースを落とし、ゆっくり息を整えてから終わりましょう。

実施頻度

・散歩のような軽度の運動であれば毎日実施してもOK！

・少し強い運動では、休養日をいれながら週に３〜４回程度がおすすめです。

（講義編）ストレッチ

ストレッチとは？

　言葉の通り、筋肉や腱を伸ばす運動のことです。ストレッチは、運動をはじめる前の準備運動や運動後の整理運動として実施すること以外に、関節の可動域を広げるための柔軟体操として実施されます。

ストレッチの目的

ストレッチの目的

> ・筋・腱・靱帯などの障害の予防。
> ・筋肉の緊張を和らげ、リラックスさせる。
> ・関節、筋がスムーズに動けるようになる。
> ・関節の可動域を大きくする。
> ・運動神経―筋の働きがスムーズになり、激しい運動や、はやい運動にも体が反応できる。
> ・筋―知覚神経の働きがスムーズになり、体性感覚が向上し、運動能力、バランス能力などが向上する。
> ・筋―知覚神経―中枢神経の緊張を和らげ、これらのストレスを除く。
> ・筋の収縮―弛緩―伸展を繰り返すことで筋のポンプ作用により血液循環がよくなる。
> ・リラクセーションにより心身のリラックス感をもたらし、ストレスを除く。

（栗山節郎・山田保著「ストレッチングの実際」より）

ストレッチの実施上の注意点

次の4つのポイントを意識して実施してください。

　・息を止めない。
　・ひとつの動作を20～30秒間継続する。
　・伸ばしている筋（部位）を意識する。
　・反動をつけず、痛みを感じない程度に心地よく伸ばす。

　お風呂あがりのような身体が温まっている状態で行うと、リラックス効果が得られ、おすすめの時間帯と言えます。

（講義編）筋力アップ（筋トレ）

筋トレとは？

　筋トレは、レジスタンストレーニングともよばれ、フィットネスクラブにあるようなマシーンを使ってのトレーニングやバーベル、鉄アレイ、ゴムチューブなどの器具を用いた方法と特に機器などを用いず、腕立て伏せのような自分の体重を利用した方法などがあります。

どのようなタイプのトレーニングが良いのか？

筋トレに関するいろんな声……

> マシーントレーニングは、技術の習得が簡単だし、おもりが落下する危険性もない。

> フリーウェイトは、筋力アップの効果が大きいけれど、フォームの修得が難しく、落下の危険性もある……

> 自分の体重を利用した方法は、安全で手軽だ！

> でも、自分の体重を利用したトレーニングでは負荷の調整が難しい。

ポイント　筋力トレーニングは、以下の方法をお勧めします！

★**ある程度、筋トレ経験のある方**
　　⇒フリーウェイトでのトレーニング

★**筋トレ経験があまりない方や中高年の方、運動習慣がない方、あまり体力に自信がない方**
　　⇒マシーンでのトレーニング、あるいは自分の体重を利用した方法

筋トレの実施上のポイント

（その１）正しいフォームを習得しましょう！

　正しいフォームで行っていなければ、効果を得られにくいだけでなく、怪我もしやすくなります。負荷が重くなればなるほど、その重要性は増します。

（その２）どの筋肉を使っているかを意識する

　トレーニングしている筋肉に意識を向けることが重要です。

（その３）呼吸を意識する

　トレーニング中、基本的には力を入れるときに息を吐き、呼吸を止めないように。

どの筋肉を鍛えるのか？

　特定の筋だけではなく、胸、肩、背部、腹部、上肢、下肢をバランスよく！

筋トレの反復回数やセット数、週当たりの実施頻度

筋力トレーニングを実施する場合の目安

種　目	複数の筋肉
負　荷	８〜12回繰り返すことができる重量 ＊高齢者などは10〜15回できる重量
セット数	２〜４セット ＊高齢者は１セットから
頻　度	週に２〜３回

（日本体力医学会体力科学編集委員会、運動処方の指針原書第８版、2011より）

【参考資料】

アメリカスポーツ医学会では次のように筋トレの実施方法について述べています。

・成人が筋力を向上させるには、１つの筋群について、１セットあたりの反復回数が８〜12回の運動を２〜４セット、セット間のインターバルは２〜３分あける。

・高齢者やデコンディショニングの状態（注釈：体力の低下、運動能力の低下した状態）にある者では、１セットあたりの反復回数が、10〜15回の運動を１セット以上行う。

・高齢者もトレーニングに慣れてくれば若年成人と同様の内容を行ってもよい。

・週あたりの実施頻度は、週に２〜３回とし、トレーニングした筋群においては、48時間以上の間隔をあけて実施することが望ましい。

（講義編）あなたにおすすめの運動は？

　おすすめ運動を知るために、まずはご自身の運動実施に対する身体の準備状態をチェックしましょう。下記の２つのチェックより、現在の身体の準備状態を確認してください。

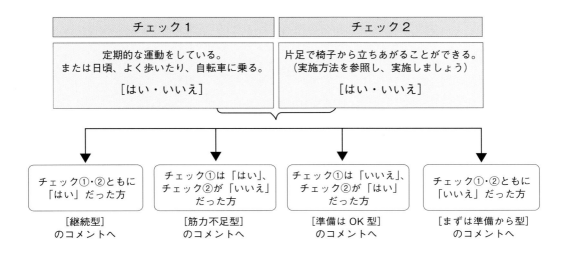

チェック１	チェック２
定期的な運動をしている。 または日頃、よく歩いたり、自転車に乗る。 ［はい・いいえ］	片足で椅子から立ちあがることができる。 （実施方法を参照し、実施しましょう） ［はい・いいえ］

チェック①・②ともに「はい」だった方	チェック①は「はい」、チェック②が「いいえ」だった方	チェック①は「いいえ」、チェック②が「はい」だった方	チェック①・②ともに「いいえ」だった方
［継続型］ のコメントへ	［筋力不足型］ のコメントへ	［準備はOK型］ のコメントへ	［まずは準備から型］ のコメントへ

《チェック２の実施方法》

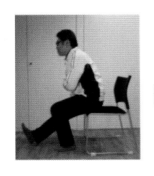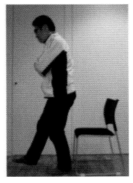

　開始姿勢（左図）のように椅子に腰をかける。曲げている膝は70度程度。両手を前方で組み、身体は少し前傾させた状態から反動を使わずに立ち上がる。立ち上がった際に、3秒間バランスを崩さず姿勢を保持できた場合「できた」とします。

「継続型」だった方へのコメント

●運動習慣をお持ちの方

・現在の運動習慣を継続してください。

・定期的な運動を行っている日以外で活動量が少ないと思われる場合には、筋トレ（55ページ）やストレッチ（53、54ページ）なども実施してください。

・疲労回復のためにも、毎日、ストレッチの実施を！

●定期的な運動習慣をお持ちでないがよく歩いている（自転車に乗る）方

- ・現在の身体活動量を維持してください。
- ・余裕があれば、定期的に週1回の有酸素運動や筋トレ（55ページ）を行ってみてください。
- ・ストレッチ（53、54ページ）は疲労回復のためにも、毎日実施してください。

「筋力不足型」だった方へのコメント

　日頃からよく動かれているようですが、今後も怪我なく続けていくためには筋力アップが必要な状態と言えます。まずは下肢を中心とした筋力アップを目標としましょう。

- ・現在の運動習慣や活動内容はそのまま、筋トレ（55ページ）の追加を！
- ・よく動かれた日は、疲労回復のためにもストレッチ（53、54ページ）の実施を！

「準備はOK型」だった方へのコメント

　運動を行っていくうえで、身体の準備はできている状態と言えます。まずは日常生活の活動量の増加と座り過ぎを防ぐことを目標としましょう。

- ・週1回、10〜20分ほどの軽い有酸素運動の実施がおすすめです。
- ・慣れてくれば時間を少し伸ばす。更に身体が慣れてくれば週2回に。
- ・余裕があれば「筋トレ」（55ページ）や「ストレッチ」（53、54ページ）の実施を！

「まずは準備から型」だった方へのコメント

　運動を行うための身体の準備が必要な状態と言えます。まずは軽度な運動からはじめ、体を慣らしていくことを目標としましょう。

- ・「椅子を使った運動」（56、57ページ）をおすすめします。
- ・徐々に身体を慣らし、10分程度の軽い散歩などから行ってください。
  慣れてくれば、時間を延ばすようにしてください。
- ・体力に自信がないという方は、自転車やストックを用いたウォーキング、また近くにプールがあるという方は水中歩行がおすすめです。
- ・日常生活の活動量の増加と、座り過ぎを防ぐことへの意識もお忘れなく。

ポイント　運動は自分自身の体調や体力に合わせて実施することが何より大切です。無理は絶対に禁物です。それぞれのコメントを参考にぜひ始めてください！

（講義編）さあ、始めよう！（ちょっとその前に）

無理は禁物です！

　現在、何らかの治療を受けているような場合や気になる症状がある場合には、運動をはじめる前に、医師に相談することをおすすめします。

　また運動を行う日の体調にも注意し、いつもと比べ体調が悪いと思った日は、運動量を減らすか、または中止するようにしてください。

　以下に、運動開始前のセルフチェック表を示します。このセルフチェックリストは、「運動」と表記されていますが、強度が強い日常生活での活動を行う場合でも同様の注意が必要です。無理は絶対に禁物です！　1つでも「はい」があれば、その日の運動は中止してください。

チェック項目	回答
1　足腰の痛みが強い	はい　・　いいえ
2　熱がある	はい　・　いいえ
3　体がだるい	はい　・　いいえ
4　吐き気がある、気分が悪い	はい　・　いいえ
5　頭痛やめまいがする	はい　・　いいえ
6　耳鳴りがする	はい　・　いいえ
7　過労気味で体調が悪い	はい　・　いいえ
8　睡眠不足で体調が悪い	はい　・　いいえ
9　食欲がない	はい　・　いいえ
10　二日酔いで体調が悪い	はい　・　いいえ
11　下痢や便秘をして腹痛がある	はい　・　いいえ
12　少し動いただけで息切れや動悸がする	はい　・　いいえ
13　咳やたんが出て、風邪気味である	はい　・　いいえ
14　胸が痛い	はい　・　いいえ
15　（夏季）熱中症警報が出ている	はい　・　いいえ

（健康づくりのための身体活動基準2013より）

コ ラ ム　夏季の運動について

　夏季の気温や湿度が高い日には、十分な水分補給を行い、季節に適した服装で運動することが、熱中症による事故を防ぐ点で重要です。以下に「スポーツ活動中の熱中症予防5ヶ条」を示します。ぜひ参考にしてください。

　1．暑いとき、無理な運動は事故のもと　　　2．急な暑さに要注意
　3．失われる水と塩分を取り戻そう　　　　　4．薄着スタイルでさわやかに
　5．体調不良は事故のもと

　　　　　　　　　（日本スポーツ協会、スポーツ活動中の熱中症ガイドブック、2019より）

（実践編）筋トレ＆ストレッチ

その1　立位で行うストレッチ

ゆっくりと決して無理のない範囲で実施してください。

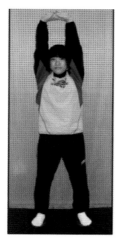

全身のストレッチ
大きく背伸び

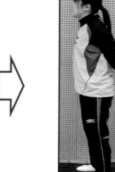

胸のストレッチ

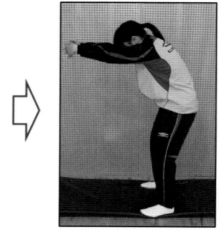

背中のストレッチ
⇒おへそを見るように背中を
丸くする。

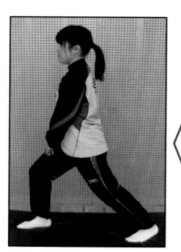

ふくらはぎのストレッチ
⇒かかとを床から浮かさない
ように、前方に体重をかけ
る。

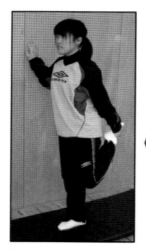

太もも前面のストレッチ
⇒身体が横から見て、まっ
すぐになるような姿勢で
行う。

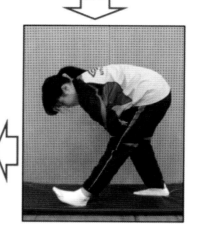

太もも裏面のストレッチ
⇒ストレッチしたい脚を前に
出し、ひざに軽く手を置き、
後ろ足のひざを曲げなが
ら、上体を前に倒す。

その2　座って行うストレッチ

夜寝る前やお風呂上がりに実施してください。

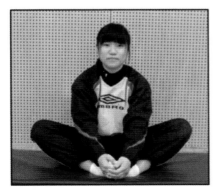

太もも内側のストレッチ

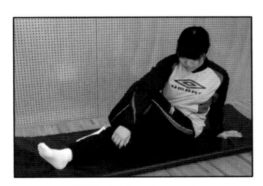

体側・腰のストレッチ
⇒片脚を伸ばし反対側はひざを立てて、
　伸ばした脚に交差させる。

太ももの裏面ストレッチ
⇒つま先を持てない場合は、足首を
　つかんでもよい。

ふくらはぎのストレッチ
⇒ストレッチしたい側の脚のひざ
　を立てて座る。つま先を持ち、
　手前に引っ張る。

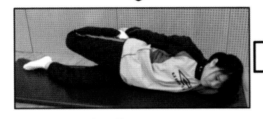

太ももの前面ストレッチ
⇒ストレッチしたい脚の足首を持ち、か
　かとが臀部に近づくように引っ張る。

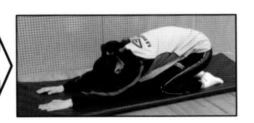

肩・背中のストレッチ
⇒正座の姿勢から両腕を前に伸ばす。

家庭で行う、簡単筋トレ

ひとつひとつの動作をゆっくり、確実に行ってください。

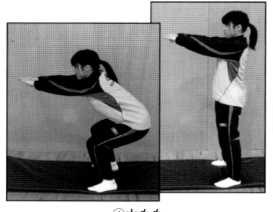 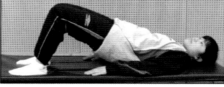

①太もも
⇒ゆっくりと太ももの裏側と床が平行になるくらいまでしゃがむ。
その時、ひざがつま先よりも前に出ないようにする。

②背中
⇒ゆっくりと腰を上げていく。ひざ、腰、肩までがまっすぐとなるよう意識する。

> できれば①〜③を各10回、3セット（3周）行う。
> ＊きつければ1セットからでもOKです。

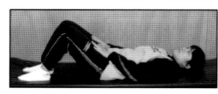 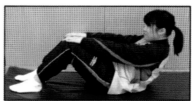

③腹筋
⇒息をはきながら、ひざ、またはおへそをのぞき込むよう、ゆっくりと起き上がっていく。足の裏は床から浮かせない。

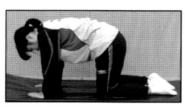

上の「②背中」は、この方法でもOKです。

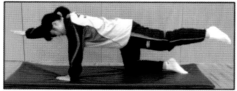 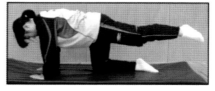

⇒対角線上の腕と脚をまっすぐ上げる。この時、指先からつま先までが一直線となるようにする。

⇒ふらふらするなどの場合は、手を上げず、脚だけを上げる。

椅子を使った運動

椅子を使うことで、ふらつきをなくし、運動がやりやすくなることがあります。

これらの運動もひとつひとつの動きをゆっくりと確実に行うようにしてください。

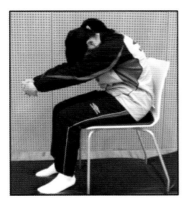

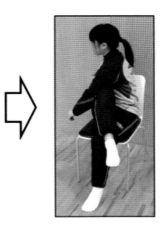

腰のストレッチ
⇒片脚を反対側の脚に交差、腰をひねるようにする。左右行う。

背中のストレッチ
⇒おへそを見るように背中を丸くしていく。

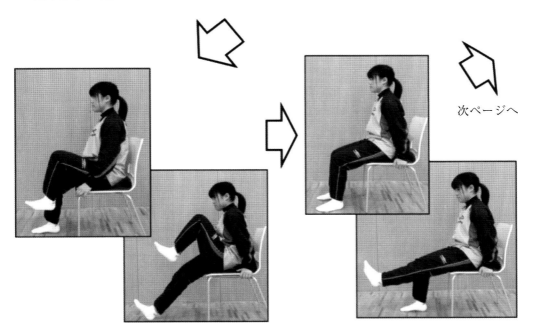

次ページへ

おなかのストレッチ
⇒おなかをへこますようにしながら、ひざを胸に引きつける。
左右交互に10〜15回繰り返す。

太もも前面のストレッチ
⇒ゆっくりひざを伸ばしていく。
左右交互に10〜15回繰り返す。

椅子を使った運動（続き）

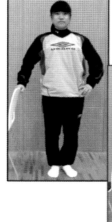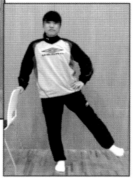 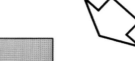 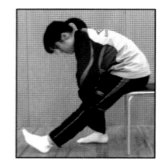

太もも外側の運動
⇒背中はまっすぐにして、足をゆっくり
　真横に上げていく。
　左右交互に10〜15回繰り返す。

ふくらはぎの運動
⇒かかとをゆっくり上げ下げす
　る。壁やイスの背もたれ部分
　を持って行う。
　10〜15回繰り返す。

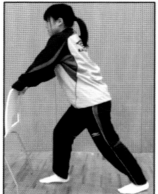

ふくらはぎのストレッチ
⇒ストレッチしたい脚を後ろにする。つ
　ま先を前に向け、かかとが床から浮か
　ないように前に体重をかけていく。

太もも裏面のストレッチ
⇒ストレッチしたい脚を伸ばし座
　る。ひざに手をおき、ゆっくり
　と上体を前に倒していく。

ポイント 以上の運動の中から、生活スタイルや、続けやすさなどを考慮して選んでい
ただくとよいと思います。その日の体調などを考慮して実施してください。

課外学習

栄養編（28ページ）の食事記録用紙です。毎日のチェックにご利用ください。

日付	食事区分	食事内容	体重	運動	備考
／	朝食				
	昼食				
	夕食				
	間食				
／	朝食				
	昼食				
	夕食				
	間食				
／	朝食				
	昼食				
	夕食				
	間食				
／	朝食				
	昼食				
	夕食				
	間食				
／	朝食				
	昼食				
	夕食				
	間食				
／	朝食				
	昼食				
	夕食				
	間食				
／	朝食				
	昼食				
	夕食				
	間食				
／	朝食				
	昼食				
	夕食				
	間食				

栄養編（30ページ）の食事記録用紙です。毎日のチェックにご利用ください。

月日	/	/	/	/	/	/	/	合計B
肉類								
魚介類								
卵								
牛乳								
大豆・大豆製品								
緑黄色野菜								
芋類								
果物								
海藻類								
油脂								
合計A								
体重								
運動								
備考								

索　引

参考文献

【総論】

日本高血圧学会：高血圧治療ガイドライン2019、2019年4月発行　ライフサイエンス出版（株）

日本糖尿病学会：糖尿病の分類と診断基準に関する委員会報告（2012）

日本動脈硬化学会：動脈硬化性疾患予防のための脂質異常症診療ガイド2018年版（2018）

公益社団法人日本整形外科学会：「一般の方へ」→「ロコモティブシンドロームとは」
　　https://www.joa.or.jp/index.html

一般社団法人日本肥満学会　http://www.jasso.or.jp/index.html

厚生労働省：e-ヘルスネット　https://www.e-healthnet.mhlw.go.jp

【食事編】

伊藤貞嘉、佐々木敏監修：日本人の食事摂取基準2020年版、2020年3月発行　第一出版（株）

谷本芳美ほか：日本人筋肉量の加齢による特徴、日本老年医学会雑誌47、52-57、2010年

農林水産省：食事バランスガイド　https://www.maff.go.jp/j/balance_guide/

熊谷修ほか：地域在宅高齢者における食品摂取の多様性と高次生活機能低下の関連、日本公衆衛生雑誌50、1117-1124、2003年

【運動編】

厚生労働省：「健康づくりのための身体活動基準2013」及び「健康づくりのための身体活動指針（アクティブガイド）」について
　　https://www.mhlw.go.jp/stf/houdou/2r9852000002xple.html

増子佳世、水上由紀、坂手誠治：メタボ＆ロコモ講座—メタボとロコモの意外な関係—、2016年8月発行　大学教育出版

編著者紹介（執筆順）

増子　佳世（ますこ　かよ）
　　　　筑波大学医学専門学群卒業
　　　　現在　医療法人財団順和会　赤坂山王メディカルセンター内科／国際医療福祉大学
　　　　臨床医学研究センター　講師
　　　　専門　内科学、リウマチ学
　　　　博士（医学）、医師、総合内科専門医
　　　　Twitter: @k_masuko

水上　由紀（みずかみ　ゆき）
　　　　実践女子大学大学院博士後期課程修了
　　　　現在　相模女子大学大学院栄養科学研究科　教授
　　　　専門　臨床栄養学
　　　　博士（食物栄養学）、管理栄養士
　　　　横浜DeNAベイスターズを応援しています！

坂手　誠治（さかて　せいじ）
　　　　滋賀県立大学大学院博士後期課程修了
　　　　現在　京都女子大学家政学部食物栄養学科　教授
　　　　専門　運動生理学、スポーツ栄養学
　　　　博士（学術）
　　　　歩くサッカー（ウォーキングサッカー）にはまっています！

イラスト：マスコ　マユ
運動実演：宮原ゆかり

くらしと健康ブックレット**4**

今日からはじめる
メタボ＆ロコモ予防ノート

2021年2月15日　初版第1刷発行

■著　　　者── 増子佳世・水上由紀・坂手誠治
■発 行 者── 佐藤　守
■発 行 所── 株式会社 大学教育出版
　　　　　　　〒700-0953　岡山市南区西市855－4
　　　　　　　電話(086)244-1268(代)　FAX(086)246-0294
■Ｄ Ｔ Ｐ── 難波田見子
■印刷製本── サンコー印刷(株)

ISBN978－4－86692－107－5